歯医者に聞きたい

障がいのある方の歯と口の問題と対応法

著：長田 豊・長田 侑子

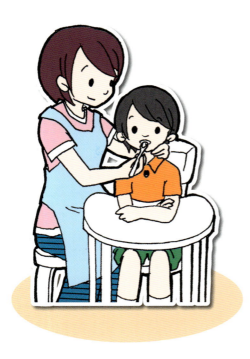
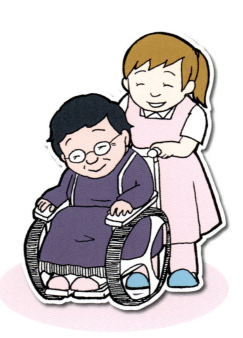

一般財団法人　口腔保健協会

はじめに
障がいのある方の歯とお口の問題

　障がいのある方は、歯やお口の問題でお困りではないでしょうか。例えば、知的障害のために歯の大切さが理解できない方や、発達障害のために対人関係やコミュニケーションに問題があり、何をされるか不安で歯科受診や治療が苦手な方も多いようです。また、手が不自由で上手に歯磨きができない、足が不自由で歯科を受診できない。など身体的理由でむし歯や歯周病になってしまう方も多いようです。また、さらに、精神障害があり、その症状などのため意欲がわかず、歯科を受診する機会を逃してしまうケースも多いようです。

　また、食べるのに障がいがある方も多いようです。例えばダウン症の方は、舌が出て丸飲みする事が多いようですし、脳性麻痺の方は飲み込みが上手くいかず、むせやすかったりします。最近、高齢化とともに脳卒中になり、お口が麻痺して、食べたり飲んだりできない方も増加しているようです。このように食べる機能に障がいがある場合でも歯科で対応できます。

　近年、歯やお口の健康は全身の健康につながることが分かってきました。障がいがあるからこそ、早めに歯科を受診し、むし歯や歯周病の治療だけでなく、口から食べる訓練や治療後に定期健診を行うことにより、美味しいものをよく噛んで食べ、家族や知人と楽しく会話し、健康ですばらしい人生を送ってください。

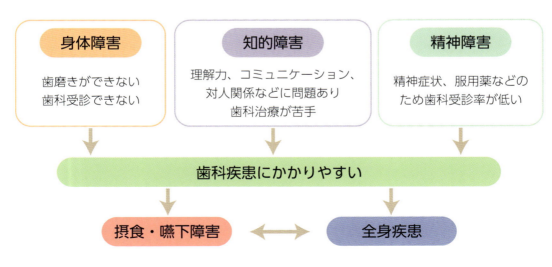

障害と歯科疾患の関係

目　次

はじめに　障がいのある方の歯とお口の問題 …………………………………… 3

Ⅰ．障害の種類によるお口の病気の特徴 ………………………………… 6
Ⅰ-1．知的能力障害（精神遅滞） ……………………………………………… 6
Ⅰ-2．ダウン症 ………………………………………………………………… 7
Ⅰ-3．発達障害（自閉症） ……………………………………………………… 9
Ⅰ-4．精神障害 ………………………………………………………………… 13
　① 統合失調症（13）
　② 認知症（14）
　③ てんかん（15）
Ⅰ-5．運動機能の障害 ………………………………………………………… 17
　① 脳性麻痺（17）
　② 脳卒中（19）
　③ 重症心身障害児・者（20）

Ⅱ．発達レベルと歯科治療への適応性の関係 ………………………… 22

Ⅲ．歯科治療時の対応法：行動調整法 …………………………………… 23
　① 行動療法（行動変容法）（23）
　② 体動コントロール法（身体抑制法）（24）
　③ 精神鎮静法（24）
　④ 全身麻酔法（24）

Ⅳ．口腔ケアの大切さ …………………………………………………………… 25
　① 口腔ケアとは（25）
　② 口腔ケアの目的（25）
　③ セルフケアとプロフェッショナルケア（26）
　④ 口腔ケアの準備（26）
　⑤ 口腔ケアの実際（28）
　⑥ 口腔ケアが困難な場合の対応法（32）

Ⅴ．定期受診の大切さ ……………………………………………………… *33*
 ① 歯科治療後の管理の重要性（*33*）
 ② 障がいがあってもむし歯０。予防は大切（*33*）

Ⅵ．食べる機能の発達と障害 ……………………………………………… *34*
 ① 食べる機能は５段階（*34*）
 ② 食事の際の問題点（*34*）
 ③ おいしく食べる条件（*35*）
 ④ 発達と減衰（*35*）
 ⑤ 食行動と食べる機能の発達過程（*36*）

Ⅶ．摂食指導はなるべく早期から ………………………………………… *37*
 ① 食環境指導（*37*）
 ② 食内容指導（*39*）
 ③ 摂食機能訓練（*40*）

参考文献 …………………………………………………………………… *46*

付録　障害者歯科の専門機関と連携について ………………………… *47*

Ⅰ 障害の種類によるお口の病気の特徴

Ⅰ-1 知的能力障害(精神遅滞)

　知的能力障害(精神遅滞)の定義は、発達期に発症し概念的・社会的・現実的領域において、知的機能と適応機能が欠如している状態とされています(DSM-5、2013年)。

　原因としては、染色体異常、代謝・変性疾患、脳形成異常、感染症、中毒、低酸素脳症など様々で、発生する頻度は人口の約1％です**(図1)**。

❶ 口と歯の特徴

　口の清掃状態によって異なりますが、むし歯(未処置)が多くみられ、歯の形の異常や歯数の異常を伴っていることがあります(円錐歯、矮小歯や過剰歯、先天的欠如歯など)。また、歯並びや咬み合わせの異常や食べる機能などの問題があげられます。

❷ 歯科治療時の配慮

　理解力、記憶力、注意力などが乏しい知的障害の方は、歯科治療時の適応行動が得られにくい場合が多くみられます。まず、比較的簡単に行える**遠城寺式乳幼児分析的発達検査**＊などで、発達レベルを把握します。その結果、患者の歯科治療に対するレディネス(準備性)について知っておくことと、発達レベルに応じた対応(行動調整法)を行います(Ⅱ、Ⅲ章参照)。

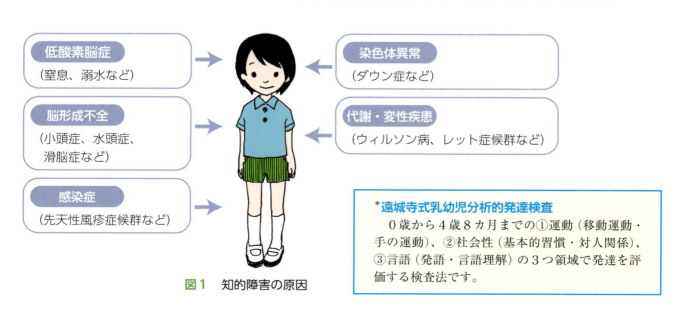

図1　知的障害の原因

＊**遠城寺式乳幼児分析的発達検査**
　0歳から4歳8カ月までの①運動(移動運動・手の運動)、②社会性(基本的習慣・対人関係)、③言語(発語・言語理解)の3つ領域で発達を評価する検査法です。

I-2 ダウン症

ダウン症は、染色体異常の中で最も多くみられ、21番目の染色体が3つになることで生じる疾患です。顔をはじめとする様々な身体的特徴があります。700〜1,000人に1人の割合で生まれ、高齢出産によって発生頻度は高くなります。

❶ 身体的特徴（図2-1）

顔の特徴は、つり上がった目（眼裂斜上）、目と目の間が広い（眼間離開）、鞍状の鼻など。また、身体の特徴は、頭が短く（短頭）、低身長、肥満傾向、低緊張、頸椎の異常などがみられます。

また、先天性心疾患（心室中隔欠損症など）、消化器奇形、白内障、白血病、甲状腺機能異常、早期退行などの合併症もあります。

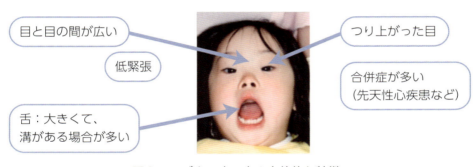

図2-1　ダウン症の方の身体的な特徴

❷ 口と歯の特徴（図2-2）

ダウン症の方の口の特徴としては以下のようなものがあります。
① 乳歯や永久歯の萌出が遅く、先天的欠如歯や形態異常歯が多い。
② 反対咬合などの咬み合わせの異常が多い。

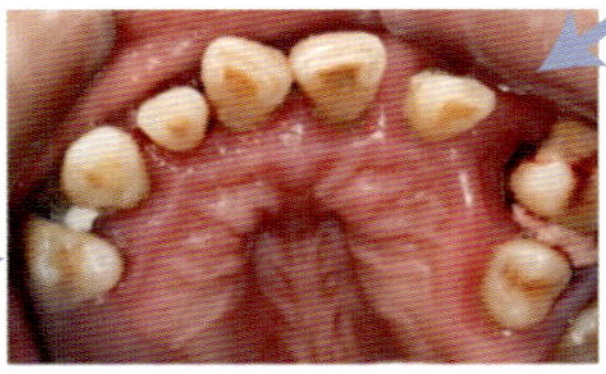

図2-2　ダウン症の方の口と歯の特徴

③ 摂食嚥下障害もみられる。

④ 早期から歯周病になりやすく、重度化しやすい。

⑤ 歯の根が短いため、歯周病が進行すると歯の喪失が早い。

❸ 歯科治療時の配慮（図3）

　歯科治療に対しては、穏やかで人なつこい性格なので、協力的なことが多いですが、反面、頑固な面もあり、拒否行動が出ることもあります。できるだけ、優しく温和な態度で接することが大切です。また、術者ペースで接するのではなく、本人ペースで接しましょう。知的障害がありますから、発達レベルに応じた行動調整法が必要です。

　心疾患や他の合併症が多くみられるため、担当医（小児科・内科）との連携が必要になる場合も多くあります。例としては、先天性心疾患のある場合には、感染性心内膜炎の予防のため、治療前後に抗菌薬を服用してもらうことがあります。

　また、早期から歯周病を予防することで歯周病の発症や進行を防げます。舌突出や丸飲みなどの食事時の異常パターンが定着しないように、早期からの摂食（食事）指導も必要となります。

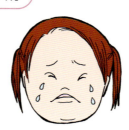

摂食機能障害
早期からの摂食（食事）指導が大切

歯周病対策
→早期からの歯周病予防が大切

咬み合わせや歯並びの問題
→矯正歯科治療は健康保険適応可能

発達レベルに応じた行動調整
・優しく温和な態度で接します。
・発達年齢に応じた行動療法を行います
・鎮静法や全身麻酔法が必要なこともあります

合併症が多い
心疾患がある場合には、必要に応じて抗菌薬の予防投与を行う
→小児科や内科との連携が必要

図3　ダウン症歯科治療における配慮

I-3 発達障害（自閉症）

　発達障害とは、先天性の脳の機能障害が原因で、乳幼児～小児期にかけて、その特性が目立ってくる発達の遅れや偏りです。発達障害がある人は、パターン化した行動やこだわりがあり、コミュニケーションや対人関係を作るのが苦手です。

　発達障害には、

① 自閉スペクトラム症（ASD：Autism Spectrum Disorder）：言葉の発達の遅れ、コミュニケーションの障害、対人関係や社会性の障害、パターン化した行動、こだわりがある。
　自閉性障害やアスペルガー障害、特定不能の広汎性発達障害が含まれる

② 注意欠如・多動症（AD/HD：Attension Deficit / Hyperactivity Disorder）：不注意、多動、衝動性が特徴

③ 特異的学習症（SLD：Specific Learning Disorder）：読み書き計算など、特定の学習が苦手

の3つの疾患があります（DSM-5、2013年）**（図4）**。

❶ 口と歯の特徴

①対人関係やコミュニケーション能力などに問題があるため、自立清掃が困難な場合が多く、口腔清掃状態が不良になりやすい。そのため、むし歯や歯周病にかかりやすくなる

②歯の形態の異常や歯の数の異常や、特有の歯並びや咬み合わせの異常（開咬、V字型歯列など）を伴うことがある

③自傷行為による歯ぐきの傷がみられたり**（図5）**、特有のこだわりにより、同一部位ばかり

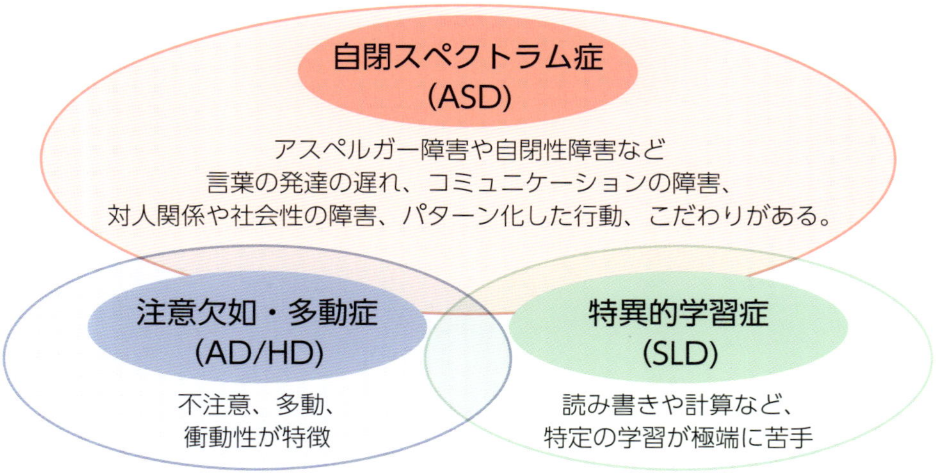

自閉スペクトラム症（ASD）
アスペルガー障害や自閉性障害など
言葉の発達の遅れ、コミュニケーションの障害、
対人関係や社会性の障害、パターン化した行動、こだわりがある。

注意欠如・多動症（AD/HD）
不注意、多動、衝動性が特徴

特異的学習症（SLD）
読み書きや計算など、特定の学習が極端に苦手

（長田　豊：障害のある方の歯とお口のガイドブック、20頁、デンタルダイヤモンド社、2014）
図4　発達障害

磨くため、歯ぐきが下がったりすることもある

④顔や口の中を触られるのを嫌がる（感覚障害：触覚過敏）ため、ブラッシングができず汚れや歯石の沈着が多いこともある**（図6）**

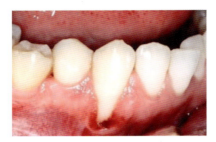
図5　自傷行為があり歯ぐきに傷をつける

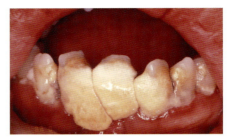
図6　触覚過敏のため、歯磨きを嫌がり下の前歯に歯石が沈着している

❷ 自閉症の特性と歯科治療の困難性

自閉症児・者は、医療面で配慮が必要となる様々な特性を持っています**（図7）**。

（1）言葉・理解力

自閉症児・者が歯科治療に適応するには、発達レベル（特に理解力やコミュニケーション能力など）が強く関係してきます。発達レベルが低いと歯の痛みの表現方法がわかりません。そのため、食欲がなくなったり、落ち着きがなかったり、唇を咬んだり、歯ぐきを引っ掻いたりなどの自傷行為が見られることもあります。また、治療の意味や抽象的な表現などがわからないこともあり、不適切な行動を取ることがあります。

（2）イメージと見通し

イメージがもてない、つまり見えないものや、経験したことががないことを想像するのが苦手なので、歯科の診療は、口の中が自分では見えないので不安になりやすいようです。また、見通しを持つことが苦手なので、治療で何をされるのか、いつ終わるのかがわからず不安になりやすいようです。

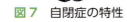

| こだわりが強い |
| 治療の流れ、担当医、歯磨きの部位や順番など |

| 嫌な記憶が残りやすい |
| 抑制治療された経験　治療が痛かった |

| 言葉や理解力の遅れ |
| 歯の痛みの表現ができない　歯磨きする理由がわからない |

| イメージや見通しが持てない |
| 目に見えないと不安　次に何をするか不安 |

| 感覚の問題 |
| 触覚や聴覚過敏が多い |

図7　自閉症の特性

（3）記憶力（嫌な記憶が残る）

特に痛かったり怖かったりした、嫌な記憶はよく覚えていて、以前の治療で嫌な思いをすると、診療所に入れないこともあります。

（4）こだわり

こだわりが強いため、いつも同じ治療台でなくては座らない、同じ先生でないと嫌がる、同じ手順でないと治療ができないなど治療に支障をきたします。

（5）感覚

敏感だったり、鈍感だったり、特定の感覚刺激を苦痛に感じることや反対に好きな刺激には没頭してしまうなど感覚刺激に関して独自の感じ方をします。特に、歯科診療では、触覚や聴覚に敏感だと支障があります。われわれの行った研究では、歯科治療が困難であった患者群の84％に感覚の偏りがあることが分かりました。

❸ 歯科治療時の配慮（図8）

前述したような様々な特性に応じた対応が必要となります。

（1）**こだわりが強い**⇨できる限り、同じ治療台やスタッフで治療を行います。

（2）**落ち着きがなく、環境に左右されやすく、混乱しやすい**⇨個室で行うと落ち着きます。
　　また、混乱しないように、治療台の周りには必要な器具以外は置かず、最小限の器具や材料を順番に並べるなどの配慮をしましょう。

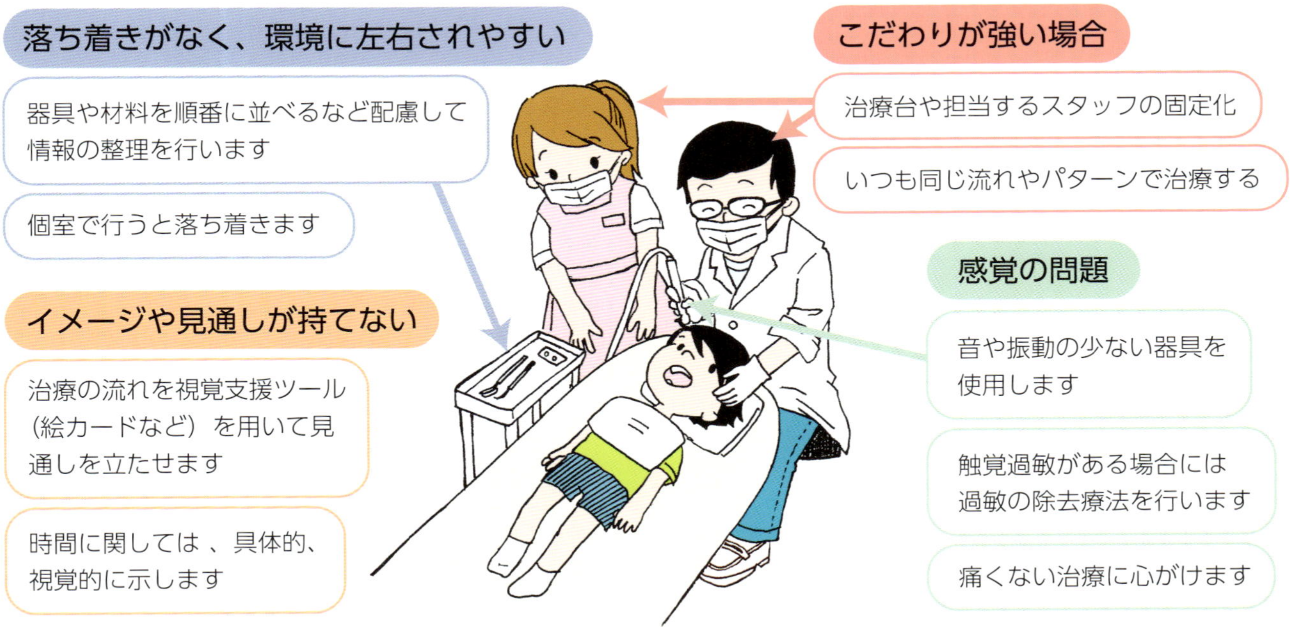

落ち着きがなく、環境に左右されやすい
- 器具や材料を順番に並べるなど配慮して情報の整理を行います
- 個室で行うと落ち着きます

イメージや見通しが持てない
- 治療の流れを視覚支援ツール（絵カードなど）を用いて見通しを立たせます
- 時間に関しては、具体的、視覚的に示します

こだわりが強い場合
- 治療台や担当するスタッフの固定化
- いつも同じ流れやパターンで治療する

感覚の問題
- 音や振動の少ない器具を使用します
- 触覚過敏がある場合には過敏の除去療法を行います
- 痛くない治療に心がけます

図8　自閉症の特性に応じた歯科治療時の配慮

（3）**言語理解が低い**⇨使用する器械や器具などの実物を見せたり、絵、写真などで説明すると理解しやすくなります。

（4）**見通しが持てない**⇨分かりやすい形で情報を伝えましょう。

① 始めと終わりを明確にする。また、絵カード、写真カードなどを用い、治療手順の流れや見通しを立たせる（図9）

② 変化や変更には弱く、同じことには強いので、治療の中で常に決まった流れやパターンを作る（習慣化）ことが必要

③「もう少しで終わるよ」などと抽象的な表現は苦手なので、「10数えたら終わるからね」と時間については、具体的あるいは視覚的に示す（具体化）。・・・・・・砂時計、キッチンタイマー、タイムログ、タイムタイマー等を使用すると効果的である

（5）**個々の感覚過敏に対する治療面での配慮**

① 聴覚：歯を削る・歯石を除去する・吸引器などの歯科医療器具が発生する音に敏感（聴覚過敏）な方が多い。⇨対応法：音や振動の少ない治療器具やイヤープラグ、イヤーマフなどを使用するとよい

② 触覚：治療時に、口の周囲を触れたり、歯ブラシや治療器具を口に入れたりすることを嫌がることがあるが、これは、触覚過敏（触覚防衛）が原因。⇨対応法：過敏の除去療法（41頁：図52参照）を行うとよい

③ 痛覚：麻酔注射・歯を削る時・歯石を取る時の痛みなどに敏感で、歯科治療ができないことがある。⇨対応法：予め表面麻酔を行ってから局所麻酔を行い、痛くない治療を行う

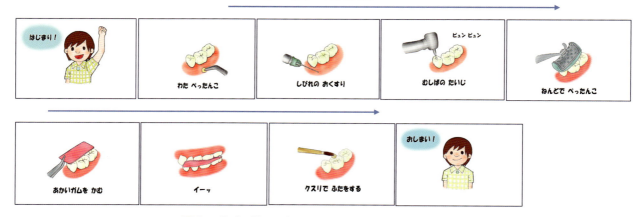

図9　治療手順の絵カードの利用（視覚的構造化）

長崎県口腔保健センターのホームページでは視覚ツールが掲載されており、無料でダウンロードできますのでご利用下さい。
http://www.nda.or.jp/center/visualsupporttool2.html

I-4 精神障害

統合失調症、認知症、てんかんなどの精神障害の方は、その症状などのため歯科を受診する機会があまりありません。口や歯の健康に関心がない方が多く、清掃状態はよくありません。そのため、むし歯や歯周病などの歯科疾患にかかりやすく、重度化しやすいのです。

❶ 統合失調症

（1）口と歯の特徴

統合失調症は、ふつう、思春期もしくは壮年期早期に発症することが多く、慢性期になると意欲や行動、生活能力や対人関係などに低下がみられ、生活障害が残り社会生活に困難を生じやすいのです。そのため自主的に歯科を受診する方が少なく、また、口の健康に対しても関心がないため清掃状態はわるくなる場合が多いようです。さらに、抗精神薬などの薬剤により唾液の分泌が減少し、自浄作用などが低下し、むし歯や歯周病などの歯科疾患の有病率は高く、症状が重くなりやすいと思われます **(図10)**。

（2）歯科治療時の配慮

精神的に不安定な時期や陽性症状（幻聴、幻覚、奇異な行動など）が出ている時は、歯科治療が困難であり、歯科受診はなるべく避けたほうが良いでしょう。

優しく愛情を持って治療時に接することで精神、身体的にも安定することがあります。治療中にじっとしていられない場合や問題行動（奇異な）などが見られた場合には、鎮静法や全身麻酔で治療を行うケースもあります。

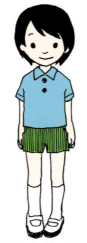

薬の副作用による問題点 ①
唾液の減少→口の乾燥→口の清掃状態の悪化→むし歯や歯周病の発生

薬の副作用による問題点 ②
不随意運動→口の筋肉の緊張→歯ぎしり、不正咬合、歯痛などの発生

精神症状にかわる問題点 ①
意欲の低下→口の清掃状態の悪化→むし歯や歯周病の発生

精神症状にかわる問題点 ②
対人関係の低下、コミュニケーション不良→不安や思い込み、奇異な行動→対応が困難

図10　精神障害者の歯科治療上問題点

❷ 認知症

　認知症とは、後天的な脳の障害により認知機能が持続的に低下して、日常生活や社会生活に支障をきたすようになった状態です。認知症を引き起こす病気には、アルツハイマー病や脳血管性認知症があります。認知症の中核症状は、記憶障害、見当識障害、理解・判断力の低下などがあり二次的に出現する周辺症状としては、妄想、興奮、徘徊や暴力行為などの異常行動などがあります（図11）。

（1）口と歯の特徴

　認知症の方は、コミュニケーションの困難性やお口のケアに対する抵抗などから、口腔清掃がおろそかになり、むし歯や歯周病にかかりやすくなります。また、入れ歯の着脱ができなくなったり、口の感覚麻痺があると食べかすが停滞することや、食べたり飲み込みに障害がでたり、食行動に異常がみられることもあります。

（2）歯科治療時の配慮（図12）

① 認知症の方は、他人とのコミュニケーションが困難なことが多く、周囲のことが十分に理解できないので敏感となり、不安を感じやすい精神状態にあると思われる。接するときは、声掛けをして安心感を与えるとよい

② 脳血管性認知症の患者は、血液を固まりにくくする薬（抗凝固薬、抗血小板薬）などを服用している場合があるので、抜歯や歯石を除去する時には血が止まりにくくなるので注意が必要となる

③ 認知症以外の病気にも注意が必要。介護者は歯科受診前に担当医師から全身状態や服用薬についての情報を得るようにするとよい

④ 口腔清掃に関しては、認知症が進行すると自分で清掃することが困難になるばかりか介助磨きも拒否することが多い。歯磨き介助時には、急に歯ブラシを口に入れずに、声掛けを

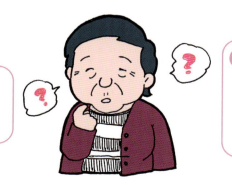

中核症状
記憶障害、見当識障害
理解・判断力低下

周辺症状
暴力・暴言、介護抵抗、徘徊
うつ、不安、睡眠障害
食行動の異常（異食、過食、拒食）、
食べこぼし、よだれ

図11　認知症の症状

しながら、顔や口の周囲を手や歯ブラシで触れたりして、触れられる感覚に慣れるような配慮が必要になる
⑤ 歯科治療への拒否が強くなり、攻撃的になると指をかまれることもあるので開口保持器などを使用することもある。また、身体抑制下で治療することもある
⑥ 非協力的な場合やむし歯が多い場合には、鎮静法や全身麻酔下で治療をすることもある
⑦ 食事に関しては、食物を認識しなかったり、食物を口にどんどん押し込んだり、むせるなどの問題点がある。そのため食べるペースや姿勢、食形態などを中心とした摂食（食事）指導が必要になる

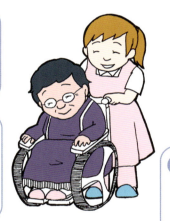

図12　認知症の歯科的な問題点

❸ てんかん

てんかんは、いろいろな原因によってもたらされる慢性の脳の障害であり、てんかん発作を何度もくり返す病気です。小児期から思春期に多くみられ、脳卒中などの原因により中高年にも発症することがあります。1,000人あたり6〜8人に発症するとされています。

（1）口と歯の特徴

てんかん発作時に転倒し、頭部や顔面だけでなく、口や歯にも外傷を受けることが多いです（口唇や舌の外傷、前歯の破折、歯の動揺や脱落、顎骨の骨折など）**（図13）**。

また、抗てんかん薬の副作用で、眠気やふらつきのほか、歯ぐきが腫れることがあります。特にフェニトインを服用している方の約半分の人に歯ぐきの腫れ（歯肉増殖）がみられますので注意をしてください **(図14)**。

（2）歯科受診時の注意

てんかんの発作は、薬の飲み忘れ、睡眠不足や疲労、光や痛みなどの刺激により引き起こされることがありますので、歯科を受診する際にはこれらの点に気をつけてください。

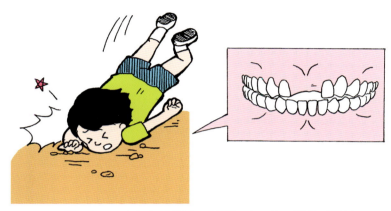

図13　てんかん発作時の転倒による歯の脱落（脱臼）

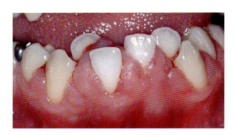

図14　抗てんかん薬による歯ぐきの腫れ

薬の副作用による歯ぐきの腫れ（薬剤性歯肉増殖症）について

障がいのある人は、その障害や病気（合併症）があるために、いろいろな薬を服用しています。その中でも、てんかんや心臓や血圧の薬などを服用している方の歯ぐきが腫れ（増殖）が多くみられます。

1）薬剤性の歯肉増殖症に関連する薬剤
- 抗てんかん薬：フェニトイン、カルバマゼピン、バルプロ酸ナトリウムなど
- 降圧薬（カルシウム拮抗薬）：ニフェジピン、ジルチアゼム、ニカルジピンなど
- 免疫抑制薬：シクロスポリンＡ

の3種類の薬に歯ぐきの腫れ（歯肉増殖の）副作用があります。

2）歯ぐきの腫れの症状と対応法

（1）症状と原因：歯ぐきの腫れ（歯肉増殖）が原因で歯が移動して歯並びが悪くなったり、歯が歯ぐきの中に埋まってしまい、食事がとりにくくなることもあります。歯ぐきが腫れるメカニズムは明確に解明されていませんが、口の清掃状態と関係があり、プラークが歯ぐきの腫れの誘因になっているようです。

（2）予防と治療法
- 薬の変更：担当医に依頼して、歯ぐきが腫れる副作用のある薬を中止（減量）するか、副作用のない薬に変更してもらうとよいでしょう（難治性てんかんでは困難なことが多い）。
- 口腔清掃と歯石除去：徹底して清掃することが一番重要です。歯磨きの方法は、歯と歯ぐきの隙間を清掃するとともに、歯ぐきのマッサージも取り入れましょう。口腔清掃や歯石の除去により、歯ぐきの炎症が取れれば歯ぐきの増殖も徐々に少なくなります。
- 歯肉切除：腫れがひどいようでしたら、歯ぐきを外科的に切除する方法もあります。しかし、日常の歯磨きが不十分な場合には、再発してしまうことが多いようです。年に数回は、歯科医院で定期検診を受け、歯ぐきの検査や必要に応じて歯の専門的な清掃や歯石の除去を行うと良いでしょう。

I-5　運動機能の障害

❶ 脳性麻痺

　脳性麻痺は、受精から生後4週までに生じた脳の病変（低酸素状態や出血、感染などで、脳の一部の損傷や、先天的な発育障害による場合）に基づく運動と姿勢の異常です。また、言語障害、咀嚼・嚥下障害、知的障害、てんかんなどが脳性麻痺に重複する障害としてあげられます。

（1）口と歯の特徴

①筋の緊張や手の麻痺のため、ブラッシング時に細かい動きや力加減などがコントロールしづらく、自力での歯の清掃が困難である。そのため清掃状態が不良になりやすく、むし歯や歯周病にかかりやすい

②顎の不随意運動や筋緊張による歯ぎしりや噛みしめにより、歯の咬耗・動揺・傾斜・破折することがある**（図15）**

③咬み合わせの異常（開咬）や歯並びの異常（狭窄歯列弓）が多い

④抗てんかん薬服用者では、歯ぐきが腫れる（歯肉増殖）こともある

⑤顎のコントロール不全がみられるため、開口の調節や口唇閉鎖が難しいので、食べ物の取り込みや処理、飲み込みに問題があることが多い（摂食嚥下障害）

（2）歯科治療時における配慮

　通常、水平に寝て頭をやや後屈した状態で治療を行いますが、脳性麻痺の方は、このような姿勢をとると身体の異常反射（緊張性迷路反射、非対称性緊張性頸反射、驚愕反射、咬反射）や、不随意運動が生じやすくなります。そこで、緊張を抑制する姿勢（頭部を前屈し、手を前で組み、腰や膝を曲げた姿勢：反射抑制姿勢）にすると、緊張がなくなり、異常反射や不随意運動も軽減されます**（図16）**。また、優しい声かけなどで精神的なリラクゼーションを行い、緊張を和らげましょう。

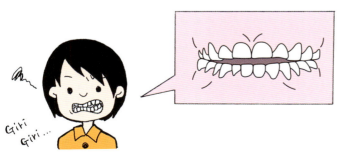

図15　歯ぎしりによる歯の咬耗

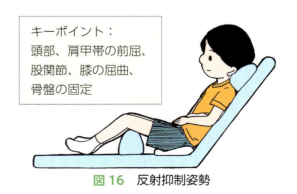

図16　反射抑制姿勢

①身体の変形や関節の拘縮のある場合には、不安定な姿勢にならないように、タオルやクッションなどで安定した体位になるようにする

②本人が予期しない音や光や接触などの刺激をうけることで、体動や反り返りが生じる（驚愕反射）。また、いきなり、口の中に歯ブラシや治療器具を入れると咬まれてしまうこともある（咬反射）。事前に治療の手順を説明したり、器具を見せると、安心するので、異常反射を防止できる

③緊張や異常反射をリラクゼーションや姿勢のコントロールだけで抑制できない場合には、薬剤によって緊張を和らげる方法がある。精神鎮静薬を治療の前に服用する（前投薬）、点滴に鎮静薬を注入する静脈内鎮静法、笑気ガスによる鎮静法などがあるが、それでも、効果がない場合には全身麻酔で治療を行う場合もある

④顎の筋の緊張が強いと、入れ歯（義歯）が破折することがあるので、金属で補強するなどの配慮をする**（図 17）**

⑤歯ぎしりがひどい場合には、マウスピースなどを作成し、装着する**（図 18）**

⑥強い緊張により、息をこらえてしまうと、呼吸が苦しくなり、チアノーゼを生じる場合があるので、休憩を頻繁にとりながら治療を進める。また、早期に身体の異常を発見するために生体監視装置により安心、安全の治療を心がける

⑦てんかんを合併している場合には、抗てんかん薬による歯ぐきの腫れ（歯肉増殖）が見られることが多いので、他の薬剤に変更するか減量するか検討する

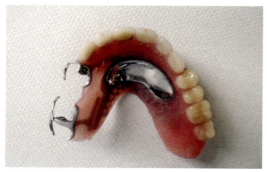

図 17　入れ歯が破折しないように金属で補強する

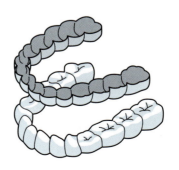

図 18　歯ぎしり防止用のマウスピース

❷ 脳卒中

脳卒中は、脳の血管がつまる「脳梗塞」と、脳の血管が破れて出血する「脳出血」や「くも膜下出血」に大別されます。現在、脳卒中は日本人の死亡原因の第4位で、意識障害、片麻痺や失語などがみられ、寝たきりになる場合が多いようです。

（1）口と歯の特徴

脳卒中患者は、急性期では寝たきりのために口のケアがおろそかになることがあります。また、手に麻痺があると歯磨きが上手くできなくなり、むし歯や歯周病が進行しやすくなり、足の機能障害などのため歯科を受診する機会が少なくなります**（図19）**。さらに、口唇・舌・のどの麻痺によって、涎が出たり、麻痺側に食べかすがたまったり、むせたりすることによって、食べたり飲んだりする機能（摂食嚥下）に障害を生じることもあります。

（2）歯科治療時の配慮

①通院に介助が必要なことが多く、車椅子で行ける段差のない（バリアフリー）歯科医院を調べることも必要。また、寝たきりの場合には訪問歯科診療をお願いする

②歯科受診の際に口の麻痺や失語、失認による言語障害のために、コミュニケーションがとりにくくなることがある。その際には家族や介護者などにサポートしてもらいながら治療を行う

③歯科治療台の移乗には、患者さんの身体能力に沿った安全・安心で効率的な移乗の介助を行う

④脳卒中後遺症の方は、降圧薬（血圧を下げる薬）や抗凝固薬・抗血小板薬（血液を固まりにくくする薬）などを服用している場合が多いので、歯を抜いたり、歯石を除去する場合には、予め内科の主治医と連携して治療を行う

⑤摂食嚥下機能に障害のある方も多いので、必要に応じて訓練・指導を行う

麻痺側に食べカスが溜まる
麻痺側の口角が下がり、涎が出る

咽頭、舌、口唇などの麻痺で、食べ物がこぼれる、残っている、むせやすいなどの摂食嚥下障害が生じる

急性期には口腔のケアがおろそかになる。
入れ歯が合わなくなる

手指の麻痺のため口腔清掃が困難となり、むし歯や歯周病が増加する

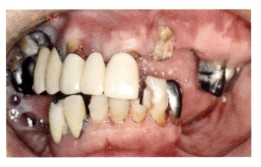

図19 脳卒中の方の口の状態

③ 重症心身障害児・者

重度の知的障害および重度の肢体不自由が重複している人を、重症心身障害児・者といいます（児童福祉法）。原因は、新生児期までの低酸素症や仮死によることが多く、脳性麻痺、精神遅滞、てんかんを合併していることも多いようです。

発症率は、1,000 人に 1 人程度といわれています。

（1）特徴

知的障害が重度で寝たきりあるいは座位可能、発育障害、脊柱側彎症、胸郭変形、四肢拘縮変形、ADL が全介助、呼吸障害、摂食嚥下障害、経管栄養、排泄障害、視聴覚障害、肺炎、気管支炎などを合併しやすいなどの特徴があります **（図 20、21）**。

IQ 80 / 70 / 50 / 35 / 20 / 0

21	22	23	24	25
20	13	14	15	16
19	12	7	8	9
18	11	6	3	4
17	10	5	2	1
走れる	歩ける	歩行障害	座れる	寝たきり

（大島一良：重症心身障害の基本的問題、公衆衛生雑誌、35（11）：648 ～ 655 頁、1971）

図 20　大島の分類

縦軸に知能指数（IQ）、横軸に移動機能レベルを用い 1 ～ 4 を重度心身障害としている

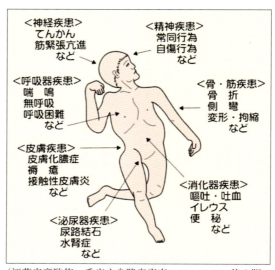

（江草安彦監修：重症心身障害療育マニュアル、第 2 版、24 頁、医歯薬出版、2005）

図 21　重症心身障害児にみられる合併症

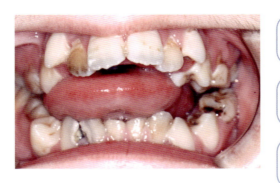

歯列・咬合不正が多い　開咬、叢生など

歯の形成不全がみられることがある

摂食嚥下障害が多い　→誤嚥性肺炎のリスクが高い

清掃状態が悪いとむし歯や歯周病が重度化しやすい

経管栄養の場合は歯石が多く、歯ぐきも腫れやすい

図22　重度心身障害児の口腔内の特徴

（2）口と歯の特徴（図22）

①介助磨きが不十分な場合には、むし歯や歯周病にかかる割合は高い
②歯列不正や咬合異常が多くみられる
③エナメル質の形成不全が見られることがある
④経管栄養者は咬合面にも歯石の沈着が認められることがある
⑤食べたり飲み込みの問題（摂食嚥下障害）が多く、口腔清掃状態が悪いと誤嚥性肺炎のリスクが高い

（3）歯科治療時の配慮

①身体の変形や呼吸障害があるので、呼吸が楽で、緊張の出ない姿勢で行う
②治療時に水を使用する場合には、むせやすいので誤飲・誤嚥しないように頭部を少し前屈したり横に向けたり配慮する。また、吸引器で口やのどの水分や唾液や痰などをこまめに吸引する
③治療器具などの音で急にのけぞる（驚愕反射）ことがあるので注意する
④呼吸が苦しいような場合には、生体監視装置や酸素を使用したり、治療を休み休み行ったりすることもある
⑤通常の治療が困難な場合には、鎮静法や全身麻酔下で治療を行う場合もある
⑥経管栄養者の方でもむし歯や歯周病にかかる。また、誤嚥性肺炎は口腔内を不潔にしているとなることもあるので、定期的な口腔ケアが必要

II 発達レベルと歯科治療への適応性の関係

われわれ歯科医は、知的障害や発達障害のある患者が初来院した場合には、発達検査を行い、患者の発達レベルを把握することで歯科治療への適応について判断します**(図23)**。

一般的には、以下のようなことが多くみられます。

①発達レベルが3歳以下：歯科治療は不適応なことが多い。治療が必要な場合には、身体抑制下での治療や専門機関で鎮静法下あるいは全身麻酔下での治療になる

②発達レベルが3～4歳：歯科検診や歯磨き程度であれば可能であることが多いが、治療はまだ難しい

③発達レベルが4歳以上：行動療法を応用することにより、治療が可能となる場合が多い

しかし、過去の歯科治療で嫌な経験（記憶）があると4歳以上でも治療ができないこともあります。例えば、歴年齢が4～5歳でも遠城寺式乳幼児分析的発達検査で3つの領域すべてにおいて、発達年齢が3歳レベルですと1年以上の遅れが（知的障害）がありますので、通常の方法での歯科治療が困難であることが推測できます**(図24)**。また、対人関係や発語に特に遅れがある場合には、発達障害（自閉症）が疑われますので**(図25)**、後述するコミュニケーションをとりやすくするための絵カードなどの視覚支援ツールなどを用いた支援を行うと有効です。

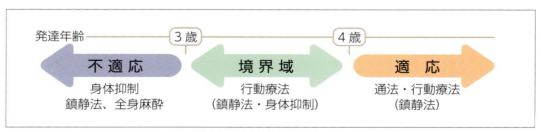

図23　歯科治療への適応性

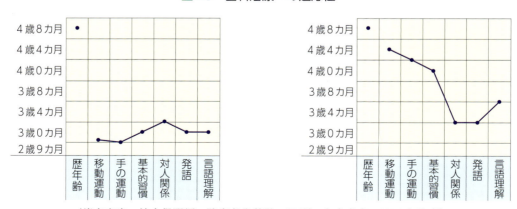

（緒方克也、柿木保明編：障害者歯科学、67頁、永末書店、2014を改変）

図24　知的障害　　　　　　　　　　図25　発達障害（自閉症）

III 歯科治療時の対応法：行動調整法

行動調整法とは、歯科治療に不適応な行動をとる知的障害（精神遅滞）や発達障害（自閉症）児・者に対して必要な歯科治療を安全で確実に行うための方法です。われわれ歯科医師は患者さんの発達レベルなどに応じて、以下のような様々な方法を使い分けています**（図26）**。

①心理的アプローチである行動変容法（行動療法）
②身体的アプローチである体動コントロール法（手や器具による抑制）
③薬理的アプローチである精神鎮静法（笑気ガスや鎮静剤の使用）や全身麻酔法

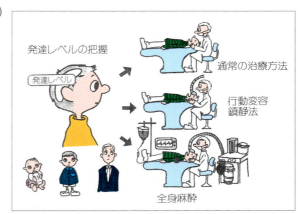

（渡辺達夫：知的障害者のための歯科診療、32頁、松本歯科大学出版、1997）

図26 発達レベルにより様々な行動調整法を選択

❶ 行動療法（行動変容法）

行動療法とは、学習理論に基づいた様々な技法を応用して、不適応行動を減らし、適応行動を引き出す方法です。発達年齢が3歳半～4歳以上の障害児・者においてこの行動療法が有効となるようです。

行動療法の実際について

障害児・者に限らず健常者でも、歯科治療は不安や恐怖でいっぱいです。治療を行う前に、まず、優しく声をかけ愛情を持って接して安心させることが必要です（TLC: tender loving care）。

歯科治療が初めての場合には、いきなり治療はぜず、これから行うことをわかりやすく話し、治療器具を示したり、実際に口の中に入れたり、動かしたりして慣れてから実際に行います（TSD: tell show do）。自閉症の場合はコミュニケーションが困難なことが多いので、これからどのような治療を行うかを絵カードなどの視覚支援ツールを用いて説明し、見通しを立てます。

最初は、簡単な治療（刺激の弱い）から始めます。そして慣れてきてから少しずつ複雑な治療（刺激に強い）へと進みます**（図27）**（系統的脱感作法：shaping, small step）。

また、短時間しか我慢できない場合には、1から10まで数える間だけ頑張ってもらい（カウント法）、痛くない治療を心がけます。治療表面麻酔や、局所麻酔を行い治療時に痛みがないように行います。

最後に治療が上手にできたら、褒めたり、ご褒美をあげます（オペラント条件付け）。

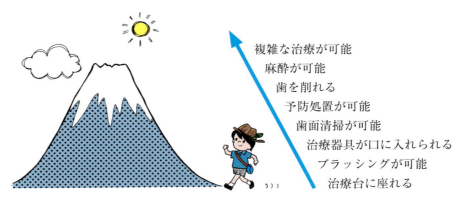

図27 スモールステップ（弱い刺激から強い刺激へ）

❷ 体動コントロール法（身体抑制法）

　意思の疎通が図りにくい障害児・者に応用することが多い方法ですが、身体抑制の嫌な経験がその後の不適応行動の増加につながることがあります**（図28）**。

❸ 精神鎮静法

　精神鎮静法には、笑気吸入鎮静法と静脈内鎮静法があります。

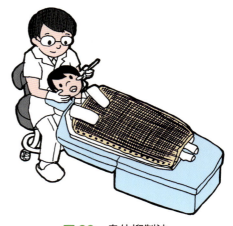

図28　身体抑制法

　①笑気吸入鎮静法は、30％程度の笑気ガスと70％程度の酸素の混合ガスを吸入する方法で、安全性が高く、副作用が少なく、導入や覚醒が早いという利点がある。意思の疎通のはかれない障害児者や鼻呼吸ができない人には効果はみられない

　②静脈内鎮静法は、鎮静効果は高い方法で健忘効果もある。一方、鎮静薬の濃度の調節が難しく、舌根沈下などにより呼吸抑制などが生じることがあるため注意が必要

❹ 全身麻酔法

　全身麻酔法は、意識がなくなり、患者の体動を確実に止めることができるので、一度に多数歯の治療に適しています。麻酔時間などにより入院が必要なことがあります。

Ⅳ 口腔ケアの大切さ

❶ 口腔ケアとは（図29）

　広義の口腔ケアは、歯磨きやうがいなどの口腔清掃を中心とした器質的口腔ケアと、口の機能（動き）の維持・回復を目的とした訓練（リハビリ）を中心とした機能的口腔ケアの2つから成り立っています。

器質的口腔ケア（口腔清掃）：歯磨き、入れ歯の清掃、舌や粘膜の清掃、うがいが含まれる。
機能的口腔ケア（口腔機能回復）：触覚過敏の除去、口の周囲筋の運動訓練、咳払い訓練、嚥下促通訓練、発音・構音訓練などが含まれる。

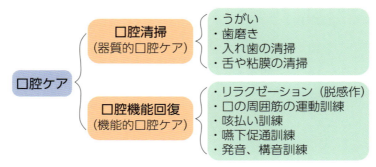

（長田　豊：障害のある方の歯とお口のガイドブック、51頁、デンタルダイヤモンド社、2014）

図29　口腔ケアの内容

❷ 口腔ケアの目的

口腔ケアの目的は以下の通りです。
① 細菌の温床となるプラークを除去することで、むし歯・歯周病・口臭などの予防になる
② 誤嚥性肺炎やインフルエンザの予防、唾液分泌の促進、口の機能（動き）の維持や回復にも効果があるため、QOL（生活の質）が向上する
③ 全身の健康を維持するためにも不可欠であり、健常者・障がいを持つ方、老若男女を問わず大切である

口腔ケアで誤嚥性肺炎の予防をしましょう！
　誤嚥性肺炎とは、誤って気道に唾液や口の中の細菌が入り込むことで起こる肺炎です。症状がない（ムセなど）こともあります（不顕性誤嚥）。
　また、嘔吐などで胃の内容物が逆流し気道に入った場合にも起こります。

❸ セルフケアとプロフェッショナルケア

　口腔ケアには、本人または介助者が行うセルフケア（ホームケア）と、歯科医師や歯科衛生士などの専門家が行うプロフェッショナルケアがあります。

　健常児・者の場合には、2種類のケアは同じ割合で行われます。しかし、口腔清掃状態を良好に維持することが困難な障害児・者の場合には、セルフケア（ホームケア）で不足する部分のケアを補う必要があるために、プロフェッショナルケアの割合が高くなります。定期的に歯科医院を受診してむし歯や歯周病（歯科疾患）に対する予防的ケアや治療後の管理を行うようにしましょう。

❹ 口腔ケアの準備

（1）口腔ケアグッズ（図30）

　歯ブラシにはサイズや毛の形・性質など様々なものがあります。歯ブラシ以外にも、数多くの補助的清掃用具があります。一人ひとりのお口の状態や障害の種類によって適切なものを選

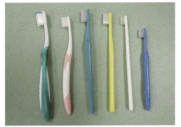

a. 各種歯ブラシ

本人が磨く場合は、小さめのものを選びましょう。介助磨き用には、柄の長いものを、歯ぐきが腫れている場合には毛が軟らかいものを選びましょう。

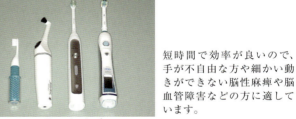

b. 電動・音波ブラシ

短時間で効率が良いので、手が不自由な方や細かい動きができない脳性麻痺や脳血管障害などの方に適しています。

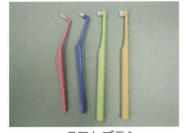

c. タフトブラシ

歯と歯の間や歯並びの悪い部分、歯の奥の遠い面などに有効です。

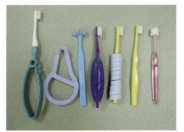

d. 特殊な歯ブラシ

リウマチ、脳血管障害、脳性麻痺などで、手が不自由な場合には、太い柄や、柄を曲げたりして改良した歯ブラシを使用しましょう。

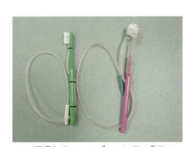

e. 吸引チューブつき歯ブラシ

吸引しながら清掃できるので、うがいができない方やむせやすい方に便利です。

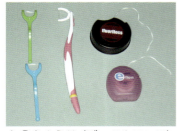

f. ①糸ようじ（デンタルフロス）　②歯間ブラシ

清掃に協力的な方には、歯と歯の間の清掃効果は高いです。

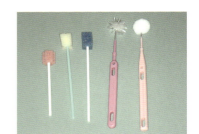

g. スポンジブラシ、粘膜清掃用ブラシ

口の粘膜や歯と頬のすき間などの清掃に効果があります。

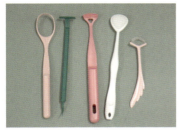

h. 舌ブラシ

様々なタイプがありますが、力を入れすぎて舌の粘膜を傷つけないようにします。

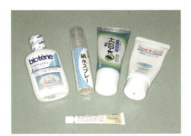

i. 保湿剤

薬を服用している方や高齢者などで口が乾燥している場合に用いますが、乾燥防止や粘膜や舌の清掃時にも用います。

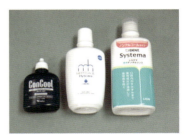

j. 洗口剤

うがいが可能な場合には使用でき、うがいができない場合には、スポンジブラシを洗口剤などで湿らせて使います。

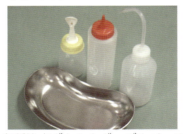

k. 各種注水ボトルとガーグルベースン

図30　口腔ケアグッズ

んで正しく使いましょう。歯科医院で適切な清掃用具を選んでもらい、使用方法を教えてもらいましょう。

（2）口腔ケアの注意事項

①ケアの前：全身状態のチェック（意識状態、呼吸状態、嚥下障害を把握）を行う。また、覚醒時に行う

②時期：経管栄養または、胃ろう注入後30分以上経過後に行う

③姿勢：基本的には頭部や体幹が安定し、リラックスできる姿勢が良い。姿勢には立位、座位、水平位など（**図31**）があるが、口の中をよく見るには水平位がよい

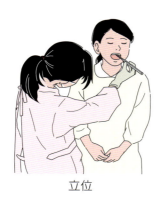 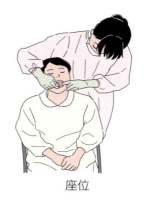 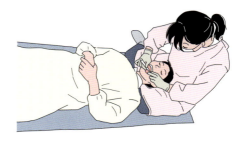

　　　　立位　　　　　　　　座位　　　　　　　　水平位

図31　口腔ケア時の姿勢

　自立座位が不可能な場合には、30°～45°の体幹角度で頸部はやや前屈位がよい。また、麻痺のある場合でムセにくいのは側臥位（麻痺側が上）である**(図32)**。

④誤嚥しやすい場合には、吸引器、吸引チューブ付き歯ブラシを使用するか、口腔ケアシートなどでふき取る（口の中の細菌の回収）。

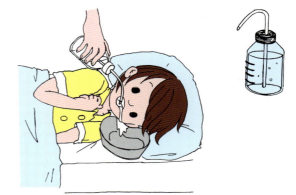

図32　片麻痺（右）がある場合の口腔ケア時の姿勢

⑤触覚過敏が口腔内や口唇などにある場合には、過敏の除去療法（過敏の脱感作療法）を行う。
⑥ケア後には口の中やのどに残留物があるかチェック（むせ、呼吸の変化、喘鳴など）し、残留物のある場合には吸引を行う。

❺ 口腔ケアの実際

（1）歯磨きの基本

①明るい場所で、良く見える状態で磨く
②歯の外側は口を閉じさせて磨く
③磨く部分がよく見えるように、口唇や頬の粘膜を指で排除して磨く**(図33-a)**
④下の歯の裏側（内側）を磨く際には、舌をシリコンスプーンなどで排除する**(図33-b)**
⑤清潔な清掃用具を使用する

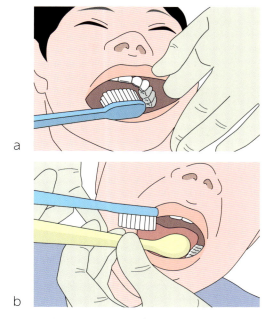

a

b

図33　指やシリコンスプーンで口唇や舌を排除して良く見えるようにする

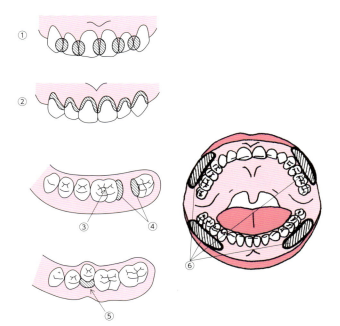

図34　歯の汚れや食べかすのたまりやすいところ

（2）歯の汚れのたまりやすいところ（図34）

①歯と歯の間

②歯と歯ぐきの境目

③歯の咬み合わせの溝の部分

④歯が抜けた部分や奥の歯の遠い面

⑤歯並びの悪い部分

⑥奥歯と頬のすき間（ブクブクうがいができない方や、口が麻痺している方の場合に食べカスが残りやすい）

（3）歯磨きのポイント

①毛先をきちんとあてて磨く

②軽い力で磨く。力を入れすぎない

③小刻みに動かして磨く

④歯と歯ぐきの境目に毛先を当て、細かく振動させて磨く。また、下の前歯や歯並びの悪い部分は歯ブラシを縦にして磨く**（図35）**

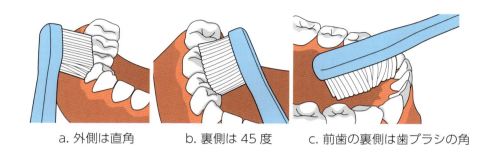

a. 外側は直角　　b. 裏側は45度　　c. 前歯の裏側は歯ブラシの角

図35　歯ブラシのあて方

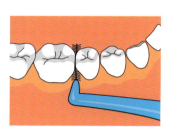

a. 歯間ブラシ

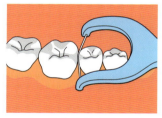

b. 糸ようじ（フロス）

図36　歯と歯の間の清掃

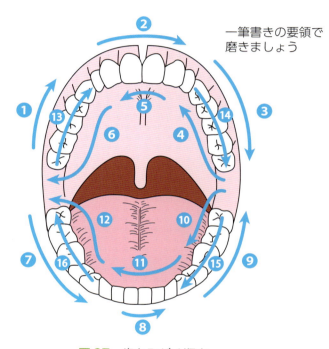

図37　歯をみがく順序

⑤歯と歯の間の汚れは、歯ブラシだけで取れないので、すき間の広さにより、糸ようじ（フロス）か歯間ブラシを使う**（図36）**

⑥磨く順番を決めると磨き残しは少なくなる**（図37）**

⑦歯磨きの時間が我慢できない場合には、一番汚れている部位から磨く

（4）舌や口の粘膜の汚れの除去法

舌苔（ぜったい）と呼ばれる、舌の上に、白い膜状の苔のような汚れ（細菌）が観察されることがあります**（図38-1）**。これは、舌の動きが悪い方、口の清掃ができない方、体調が悪い方などにみられます。

舌を前に出せない場合には、ガーゼでつまんで引っ張り、保湿剤で舌表面を湿らせた後（30秒位）、舌ブラシなどで舌の奥から手前に向かって、軽い力で清拭しましょう**（図38-2）**。

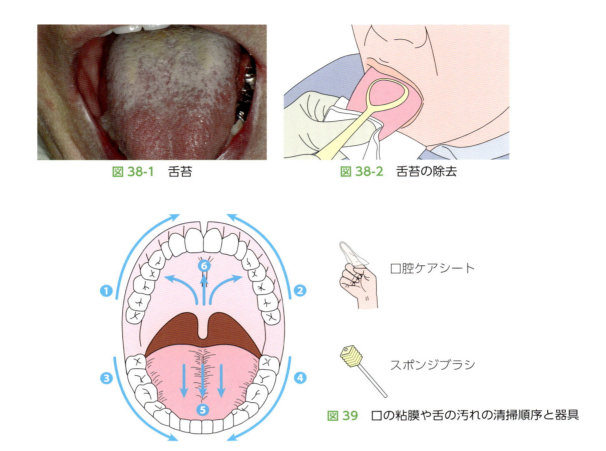

図 38-1 舌苔　　図 38-2 舌苔の除去

図 39 口の粘膜や舌の汚れの清掃順序と器具

①水を入れたコップで歯ブラシやスポンジブラシ等を良くゆすぎ、水気は良く切って誤嚥防止を行う
②上あご（口蓋）や舌、頬粘膜の清掃も忘れずに行う。後方から前方に向かって一方向に行う**（図39）**
③最後にぶくぶくうがい（洗口）をする
④うがいができない場合には、スポンジブラシやガーゼ、口腔ケアシートなどでふき取るか**(図39)**、顔を横向きや前かがみにして、誤嚥しないように水で洗い流すようにする。吸引器で吸引することもできる
⑤障害児・者はうがいのできない方が多いので、うがいのレベルに合わせて、うがいの練習をする

模倣による練習 →手指指示による練習→ 手指介助による練習

の順序で行う。ぶくぶくうがいは、食渣の除去だけでなく口の周囲の筋（口輪筋や頬筋の強化）の訓練にもつながる。

❻ 口腔ケアが困難な場合の対応法

（1）口を開けない

　初めは、外側から磨きましょう。慣れてくると少しずつ開けてくれる場合もあります。それでも開けない場合には、指を口の角から入れて**（図40左）**、歯面に沿わせて奥に進めます。最後に臼歯の奥に指先を入れて刺激を与えると開口します**（図40右）**。

（2）歯ブラシを噛む

　開口保持器（市販のものや水道のホースに歯ブラシの柄を挿入して作成した開口保持器）などを利用**（図41）**して磨きます。これは磨きたい歯の反対側の奥歯に咬ませて使います。唇や頬を巻き込むことがあるので、注意しましょう**（図42）**。

（3）歯磨きを嫌がる

　口腔内に傷や口内炎、歯ぐきの腫れや歯の動揺がないか確認しましょう。

　力を入れ過ぎてしまうこともあります。注意しましょう。また、過敏があると嫌がります。（40頁の過敏の除去療法参照）

（4）口唇や口腔内の乾燥で嫌がる

　乾燥していると痛みを伴うので、ワセリンや保湿剤を塗布してから行いましょう。

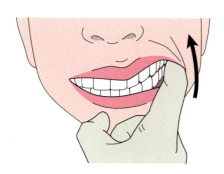 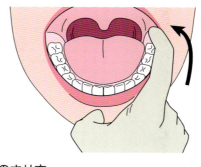

図40　開口のさせ方

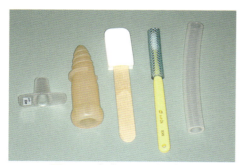

図41　家庭用開口保持器

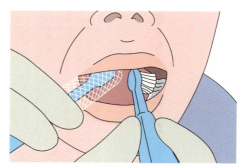

図42　家庭用開口保持器の使用法

Ⅴ 定期受診の大切さ

❶ 歯科治療後の管理の重要性

　知的障害、コミュニケーション障害、運動機能障害などがある方は、清掃の自立が困難で、介助磨きが必要な場合が多いようです。ホームケアのみでは清掃に限度がありますので、専門家によるプロフェッショナルケアが必要となります。治療後に短い間隔で受診すれば、むし歯の発生を抑えられ、歯周病の再発や悪化も防げるでしょう。また、清掃指導においては障害の種類や程度に応じた指導や清掃器具の改良なども必要です。

（1）定期健診の間隔

　短い間隔で歯科を受診し、専門家によるプロフェッショナルケアを行うことが歯科疾患の再発や進行防止の鍵となります。定期健診の間隔は、清掃状態や疾患のリスクによって違ってきますが、1〜3カ月間隔程度が一般的でしょう。

（2）定期健診の利点

① 定期健診には、むし歯などの早期発見、早期治療ができ、痛みも少なく最小限の治療で済む
② むし歯の予防や歯周病の発症・進行を防止できる
③ 歯や歯肉の健康を維持することで、全身の健康維持・増進につながる

定期的にかかりつけの歯科を受診しましょう！

❷ 障がいがあってもむし歯０。予防は大切

　重度の知的障害児や発達障害児は、家庭での仕上げ歯磨きにも非協力的な場合が多く、歯科治療も嫌がることが多いようです。むし歯になる前に、定期的に地域の歯科医院を受診しましょう。早く歯科医院の雰囲気やスタッフに慣れるようにしましょう。そうすれば、歯磨きの練習や、治療に必要な様々な器具に慣れることができ、むし歯になっても、治療がスムーズに行えるようになります。

　定期検診時には専門的な口腔ケアを行います。歯が萌出してきたら、むし歯予防処置（シーラント：奥歯の溝にプラスチックを詰める、フッ素塗布など）を行うことで、障害児・者でもむし歯０は充分達成可能です。

Ⅵ 食べる機能の発達と障害

食事をする際に、何をどのくらい口に運ぶかを判断したり、食物を口唇や前歯で取り込み、舌で押し潰したり、歯ですり潰したりしたあとに舌でのどの奥に送り込むといった一連の動作を、われわれは無意識に行っています。

❶ 食べる機能は5段階

正常な摂食嚥下機能は、次の5つの段階に区分して考えることが一般的です **(図43)**。

第1段階　先行期（認知期）：目で食物を見て、何をどう食べるかを判断し、手で食具を持ち、食べ物を口へ運ぶ。

第2段階　準備期（咀嚼期）：食物を口唇で取り込んで咀嚼し、唾液と混ざることでのみ込みやすい形態にする（食塊形成）。

第3段階　口腔期：舌を使って食塊を口腔からのど（咽頭）へ送り込む。

第4段階　咽頭期：食塊が舌の奥に達すると、嚥下反射が起こり食道へ移送する。

第5段階　食道期：蠕動運動（消化管などの臓器の収縮運動）により食塊は胃へ移送される。

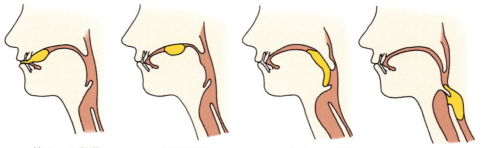

第1・2段階　　　第2段階　　　　第3・4段階　　　　第5段階
認知・捕食　　咀嚼・食塊形成　舌で送り込み→嚥下反射　食道から胃へ移送

（向井美惠編：食べる機能をうながす食事、45頁、医歯薬出版、1994を改変）

図43　摂食嚥下の動き

<u>上記の各段階において障害があると、以下に述べるような様々な問題が発生します。</u>

❷ 食事の際の問題点

障がいのある方の食事の状況を観察すると、次頁に示すような様々な問題点が見られます。いくつ位該当しますか？チェックしてみてください。

□ 食べるのが遅い	□ 食べるのが早い
□ 食事に集中できない	□ 食べるのを拒む
□ 前歯で噛みちぎれない	□ 硬いものを噛めない、奥歯で噛めない
□ 丸飲みである	□ 食べている時にこぼす
□ 食べ物を取りこむときにこぼす	□ いつも口が開いている
□ よだれがでる	□ 口の中に食べ物が残る
□ 飲み込むのが困難	□ 飲み込む時にむせたりせき込んだりする
□ 発熱や肺炎を繰り返す	□ 手づかみ食べが出来ない、食具がうまく使えない
□ 食べる姿勢が悪い	

（長田　豊：障害のある方の歯とお口のガイドブック、63頁、デジタルダイヤモンド社、2014）

　食べたり飲みこみに障害（摂食嚥下障害）がある場合には、以下のような重篤な問題点に発展することがありますので注意してください。
　① 誤嚥性肺炎：口の中の細菌などが気管に入り肺炎になることがある
　② 窒息：咬めずに丸飲したり、むせて喉に詰まらせることがある
　③ 脱水：むせて苦しいので、水分をとらないで脱水が起きることがある
　④ 低栄養：食事がとれないために低栄養となり、免疫力の低下につながる
これらのような危険があると、食べる楽しみが喪失し、苦しみに変わります。

❸ おいしく食べる条件（図44）

　おいしく食べるためには、形態と機能と食欲という3つの条件があります。この1つが欠けてもおいしく食べることができません。

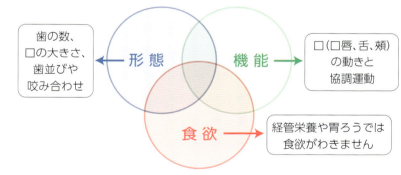

図44　おいしく食べる条件

❹ 発達と減衰

　哺乳機能は胎児にも本能（反射）として備わっています。食べる機能は生後、内部的な成長発育や、外部環境因子（食事姿勢、食形態、食具などや離乳食などの経験）などで得られる機能です。発達障害の方は、食べる機能の発達が遅れることが多いようです。
　また、定型発達児では生後3歳前後で食べる機能は完成します。しかし、脳卒中などの中途障害によって口唇・舌・のど（咽頭）が麻痺し、食べる機能の障害を生じることもあります。老化による食べる機能の低下もあります**(図45)**。

❺ 食行動と食べる機能の発達過程（図46）

　食行動は、年齢とともに哺乳→介助食べ→手づかみ食べ→食具食べ（自食）と発達して行きます。食べる機能と食行動が獲得されるまでには8つの発達段階があります。

　①経口摂取準備期→②嚥下機能獲得期→③捕食機能獲得期→④押し潰し機能獲得期→⑤すり潰し機能獲得期→⑥自食準備期→⑦手づかみ食べ機能獲得期→⑧食具食べ機能獲得期の8段階あり、通常はこの順番に発達します。

　食べる機能は、全身の発達（粗大運動）や口腔や歯の発育とも深い関係にあります。例えば、首が座り、座位が出来るようになる時期や下の前歯が萌えてくる時期、原始反射（探索反射、吸啜反射、咬反射など）がなくなる時期は、離乳開始期である生後5カ月前後に重なります。ですから、歴年齢（月齢）が高くても、首の座りが悪い・歯が萌えていない・原始反射が残っているような時期に食事訓練を行っても、食べる機能はなかなか獲得できません。

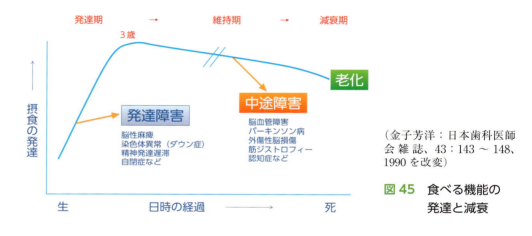

（金子芳洋：日本歯科医師会雑誌、43：143～148、1990を改変）

図45 食べる機能の発達と減衰

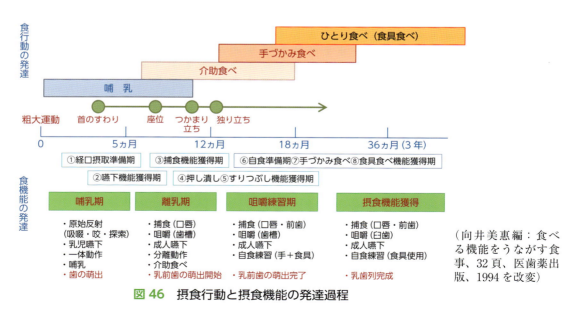

（向井美惠編：食べる機能をうながす食事、32頁、医歯薬出版、1994を改変）

図46 摂食行動と摂食機能の発達過程

VII 摂食指導はなるべく早期から

子どもが摂食機能発達段階のどの段階であるかを評価し、その発達段階に合わせた訓練指導を行います(**表1**)。

表1 摂食機能発達過程と機能不全症状およびその対応

機能獲得段階	動きの特徴	機能不全の症状	指導・訓練法
経口摂取準備期	哺乳反射、指しゃぶり、玩具舐め、舌突出など	拒食、過食、接触拒否(過敏)、誤嚥、原始反射の残存など	脱感作療法、呼吸訓練、姿勢訓練、嚥下促通訓練など
嚥下機能獲得期	下唇の内転、舌尖の固定、食塊移送、舌の蠕動様運動など	むせ、乳児嚥下、逆嚥下(舌突出)、流涎など	嚥下促通訓練、摂食姿勢訓練、舌訓練(口外法)、顎運動訓練など
捕食機能獲得期	顎口唇の随意的閉鎖、上口唇での取り込みなど	こぼす、過開口、舌突出、食具(スプーン)咬みなど	捕食(顎、口唇)訓練、口唇(口輪筋)訓練など
押し潰し機能獲得期	口角の水平の動き(左右対称)、扁平な赤唇など	丸飲み(軟性食品)、舌突出、食塊形成不全など	捕食(顎、口唇)訓練、舌(舌筋)訓練、頬(頬筋)訓練など
すり潰し機能獲得期	頬と口唇の協調、口角の引き、顎の偏位など	丸飲み(硬性食品)など	咀嚼訓練、咬断訓練、舌(舌筋)訓練、側方運動訓練など
自食準備期	歯固め遊び、手づかみ遊びなど	犬喰い、押し込み、流し込みなど	摂食姿勢(自食)訓練、手と口の協調訓練
手づかみ食べ機能獲得期	頸部の回旋と手掌での押し込みの消失、前歯咬断など	手掌での押し込む、引きちぎる、こぼす、咀嚼不全など	手指からの捕食・咬断訓練、種々の作業療法など
食具食べ機能獲得期	頸部の回旋、食具の口角からの挿入とその消失など	食器で押し込む、流し込む、こぼす、咀嚼不全など	食具からの捕食訓練、種々の作業療法など

(向井美惠:小児摂食動作の評価と訓練、総合リハビリテーション、30:1317〜1322、医学書院、2002の図1、2、3より作成)

摂食指導は、1.食環境指導、2.食内容指導、3.摂食機能訓練の3つに分けて行います。

❶ 食環境指導

食環境の指導については以下の点に配慮して行うようにしてください。
①心理的配慮:子どもの視線をとらえ、声かけを行い、食物を見せてから口に運ぶ
②食事の雰囲気:子どもの見える位置に食器を置き、孤食にさせず、楽しい雰囲気での食事
③介助者の心遣い:味覚経験を増やす。また、食物の温度・味・香りに気を配る。食物を口に運ぶ速度(ペース)に注意し、口が開くまで、無理に入れない
④摂食姿勢:緊張がでない姿勢だと飲み込みやすくなる。座位ができない、身体が小さい子どもの場合には、介護者が後方から介助し、図のように腰を安定させ、膝を曲げ、手を前にし、首は少し前屈する姿勢(反射抑制姿勢)だとリラックスして良い(**図47**)
＊脳性麻痺の方は、伸展反射が起きやすいので(**図48a**)、自立座位が可能な場合には、膝・腰・

肘をほぼ直角に曲げ、首をやや前傾し、足低部を床につけると良い**(図48b)**。座位ができない場合には、座位保持椅子などを使用する

⑤摂食器具：摂食時に使用するスプーンは、口唇で捕食しやすいようにボール部（凹み）が浅く、また、一口量が多すぎないように、小さめ（口裂の幅の2/3以下）のものを選ぶと良い。スプーンを咬んでしまう場合は、金属製のものよりシリコン製のスプーンの方が好ましい**(図49)**

また、水分を摂取する時にむせてしまう方や水分摂取訓練をする時には、**図50**のようなコップは口をつける縁の反対側がU字にカットしてあり、鼻に当たらないので頭部が後屈せずむせずに飲めますので、優れています（当センターで開発した製品：(株)ファイン、Uコップ）。しかも、上唇の動きが観察できますし、目盛りが付いているので、飲んだ量が分かります。取手が回転し、着脱も可能なため、全介助や半介助の方でも使用できるなど多くの利点を有する便利な製品です。

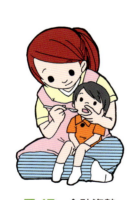

図47　介助姿勢

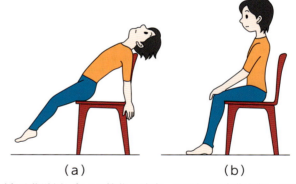

（金子芳洋編：食べる機能の障害、66頁、医歯薬出版、1987を改変）

図48　自立座位の姿勢

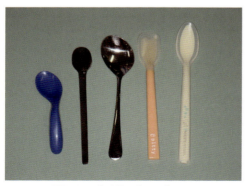

図49　各種摂食スプーン

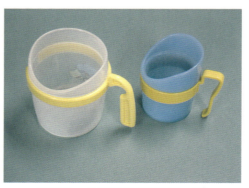

図50　水分摂取訓練用コップ

❷ 食内容指導

（1）調理の3要因

昔の食事の区分は、普通食、刻み食、流動食というように大きさ中心でした。最近では、硬さやトロミを付けることが重要視されるようになり、**大きさ・硬さ・トロミ**が調理の3要因になっています。この3つがうまくバランスがとれるように工夫されています。

（2）口の機能に合った食形態（調理形態）

摂食指導においては、食物の調理形態を対象となる方の食べる機能に合わせることがとても重要とされています**（図51）**。

特に、飲み込みに障害（嚥下障害）がある方への食物調理は、切り方、つなぎ、加熱などにより軟らかくする、でんぷん、市販の増粘剤、ゼラチンによりトロミを付けてまとまりのある形態にする、などの工夫が適しています。

しかし、トロミが強すぎるとべたつきにより、口の中やのど（咽頭）に食べ物が残ってしまい、誤嚥や窒息する危険性が高くなるので、3つのバランスが大切です。軽く糸を引く程度が一般的には適切といわれています。

（3）ムセやすい食品

ムセやすい食品は、以下の8つの点に注意しましょう。

① さらさらした水のような液体
② ふかし芋、ゆで卵の黄身など水分が少なくパサパサしたもの
③ きざみ食、肉、かまぼこなど口の中でまとまりにくいもの
④ 青菜類、海苔、わかめなど口の中にはりつきやすいもの
⑤ 酢の物、ドレッシング、からし、わさびなど味や刺激の強いもの

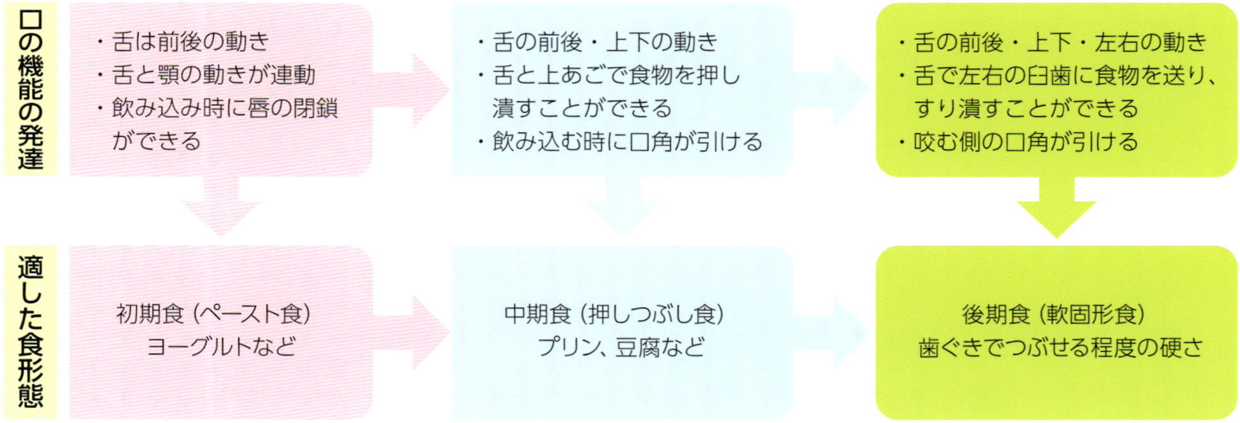

口の機能の発達	・舌は前後の動き ・舌と顎の動きが連動 ・飲み込み時に唇の閉鎖ができる	・舌の前後・上下の動き ・舌と上あごで食物を押し潰すことができる ・飲み込む時に口角が引ける	・舌の前後・上下・左右の動き ・舌で左右の臼歯に食物を送り、すり潰すことができる ・咬む側の口角が引ける
適した食形態	初期食（ペースト食） ヨーグルトなど	中期食（押しつぶし食） プリン、豆腐など	後期食（軟固形食） 歯ぐきでつぶせる程度の硬さ

図51　口の機能と食形態

⑥ 餅など口の中でべたべたするもの
⑦ ところてん、糸こんにゃくなどすべりがよすぎるもの
⑧ お粥・汁物など熱すぎるもの

これらの食品をできるだけさけるか、摂取する場合には気をつけましょう。

（4）栄養（水分指導）

食べる機能に障害があると、あまり量が食べられないので低栄養になり、免疫力が低下して、感染しやすくなることもあります。飲み込みに障害があると、脱水になり、血液が濃縮され脳梗塞などが起きる場合もあります。適切な栄養・水分指導が重要となります。以下の項目は常に頭に入れ食事や水分の量やバランスに注意してください。

- ・体重、年齢、運動量
- ・食事と間食
- ・乳汁と固形食（哺乳量と経口摂取量）
- ・栄養所要量（必要量と摂取量）
- ・栄養のバランス（食品群と食品構成）
- ・便秘に対する指導
- ・脱水（水分摂取量、尿量、流涎）指導
- ・補助栄養食品や水分補給ゼリーなどの利用

❸ 摂食機能訓練

摂食機能訓練には、間接訓練（食べ物を使わない）と直接訓練（食べ物を使った）があります。

（1）間接訓練

間接訓練には、以下のような訓練法がありますので必要に応じて行ってください。

① 摂食嚥下体操：口腔内周囲筋のストレッチとリラクゼーション

② 口腔ケア：摂食嚥下の準備、感覚受容の促進

　食事の前に口の中や口の周囲の筋肉のストレッチ体操をしましょう。また、口腔ケア（歯磨き）により、口の細菌を減少させ、感覚を高め、食べる準備を行います。

③ 姿勢保持訓練：座位保持、仰臥位頸部前屈姿勢

　姿勢が悪いと、上手に食事をとることができません。特に脳性麻痺の方は緊張してしまい、異常反射が誘発されたりします。寝たきりの場合には、少し身体を起こしてあげ、頸部をやや前屈すると良いでしょう。また、座位姿勢ができない場合には、座位保持椅子などを使用してリラックスしやすい姿勢にしましょう。

④ 過敏の除去療法（脱感作療法）

　口の中や口の周囲に触れることを嫌がるのは、触覚過敏の疑いがあります。過敏の除去（脱感作）療法を行いましょう。手順としては、身体の中心になるほど過敏が強いので、口に

向かって遠い部位から始めることが大切です**(図52a)**。

最初に、皮膚、歯ぐき、粘膜など過敏のある部分に手のひらや指で圧迫してください**(図52b)**。嫌がることが多いですが、そのまま10~20秒程度圧迫刺激を加えると緊張がすこしずつ緩んできます。その動作をくり返し行います。過敏がなくなってきたら、少しずつ身体の中心部に近付けていきます。決して表面を擦らないこと、食事とは別の時間に行うことに注意してください。

⑤ 呼吸訓練：呼吸と嚥下の分離、鼻呼吸訓練

通常、食物が口のなかで咀嚼されている間は、口唇は閉じているため、呼吸は鼻から行われています（鼻呼吸）。ところが、障害児・者は、口唇の閉鎖が弱く口呼吸の状態になるため、鼻呼吸ができなくなっていることが多いようです。この場合、食べながら呼吸も口で行ってしまうため、食べる機能と呼吸機能が協調できず、ムセやせき込みなどを起こしやすくなります。鏡を鼻の下に置き、鏡の曇り方で鼻呼吸ができているか確認しましょう。鼻呼吸ができていない場合は、介助下で顎と口唇をとじさせ一定時間鼻呼吸をさせ、少しずつ時間を長くしていくことです。1日数回行うと良いでしょう。

⑥ 嚥下促通訓練：歯肉マッサージ（ガムラビング）

嚥下促通訓練を行うと唾液の分泌を促し、飲み込み（嚥下）を誘発させやすくなります。まず、指の腹を歯と歯ぐきの境目に当てる歯肉マッサージ（ガムラビング）をします。前歯から奥歯に向かって一方向に1秒に2回くらいリズミカルに擦ります。これは介助下で口唇と顎を閉じた状態で行います。そうすると唾液が出てきますので、いっしょに飲み込む練習も行います。これを繰り返すことで、正しい飲み込み（嚥下）ができるようになりますし、口の中の感覚機能を高める効果もあるようです**(図53)**。

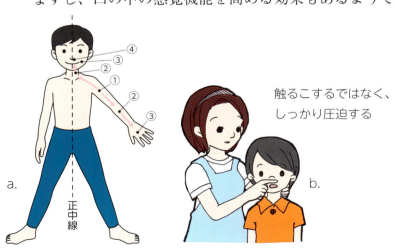

図52 過敏の除去法（脱感作療法）

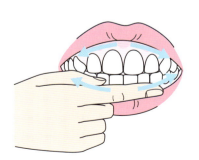

（金子芳洋：食べる機能の障害、121頁、医歯薬出版、1987を改変）

図53 歯肉マッサージ（ガムラビング）

⑦ 筋刺激訓練：口唇訓練、舌訓練、頬訓練

バンケード法、アイスマッサージ、バイブレーションなど口の中や周囲の筋肉を刺激する訓練法があります。口唇の緊張が低く、閉じる力が弱い場合には口唇訓練（口輪筋）を行います。舌筋の緊張が低く、舌の動きが悪い場合には舌訓練を行います。食べ物が口角からこぼれたり、口の中に残るような場合には、頬（頬筋）訓練を行います。

（2）直接訓練

直接訓練には、①嚥下、②捕食、③咀嚼、④水分摂取、⑤自食訓練がありますので必要に応じて行います。

訓練を行うにあたって、覚えておいてほしいのは、食物摂取時の介助法（**図54**）で、下顎（あご）を支えながら、スプーンを水平にして、口の中央から下唇にのせて行います。これを踏まえておいてください。

① **嚥下訓練**：味覚刺激嚥下、うなずき嚥下、横向き嚥下

② **捕食訓練**：捕食介助訓練（食具の位置、角度）、顎・口唇の介助訓練

捕食訓練時の食事介助時の姿勢は、頭部が比較的安定している場合、前方から介助します。頭部が不安定な場合には、横または後から介助するとよいでしょう。顎を支えながらスプーンで食べさせます。スプーンを抜いたら、下顎を閉じさせます（**図54、55**）。

口唇を使って捕食することが大切ですので、スプーンは、口の大きさや口唇の閉じる強さにより選びます。つぎに、下唇にスプーンが触れることで開口の刺激を促しますか

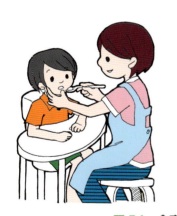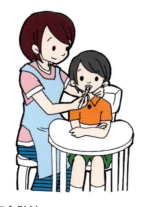

図54 食事介助法
左：前方からの介助、右：側方からの介助

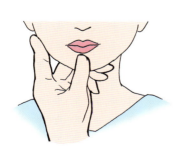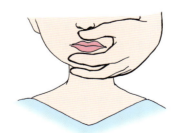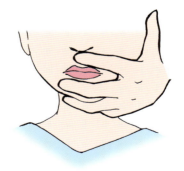

左：前方からの介助　中央・右：後方からの介助
図55 口唇、顎の介助法

ら、口が開きます。開いた口の下唇にスプーンをのせ、2/3まで入れます。上唇を下ろして口唇閉鎖を促し、口が閉じたらスプーンを真直ぐに引き抜きます**(図56)**。

注意する点は、スプーンをこすり上げないこと、食物を口の奥に入れすぎないことです。つまり舌の前方部に食物が置かれることが大切です。気をつけてほしいのは、顎が上がってしまうと誤嚥しやすくなります。口や顎が閉じない場合には、口唇や顎の介助が必要です。

③ **咀嚼訓練**：咬断、臼磨訓練、口唇・頬・顎運動の協調

押しつぶし機能（p.37）ができるようになったら、次に咀嚼訓練を行います。

前歯で食物を一口大に咬断（食い切る）し、その物性に応じて咀嚼する・押しつぶす・飲み込むかのいずれかを判断します。硬い食物の場合には、咀嚼側の奥歯の咬み合わせの面に食物を乗せ、頬と舌でこぼれないようにしながら、下顎の臼磨運動によって、すり潰します**(図57)**。

訓練に適している食品は、皮付きウインナー、ゴボウ、ポッキーなど口の中でばらけにくい棒状で繊維性の強いものや咬むと音のするものを選びましょう**(図58)**。

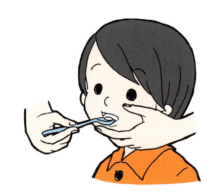
スプーンを2/3ほど入れ上唇が下りるのを待つ

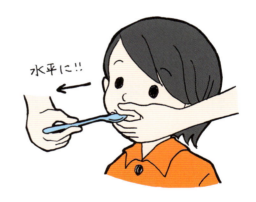
上唇が下りてこない場合には上唇を介助し真直ぐ引く抜く

図56 食物摂取時の介助法

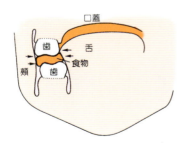

（向井美惠編：食べる機能をうながす食事、38頁、医歯薬出版、1994を改変）

図57 臼磨訓練（顎と舌と頬の協調運動）

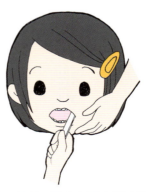

図58 咀嚼の動きを引きだす練習
顎を固定し上下させて介助する

Ⅶ．摂食指導はなるべく早期から

④ **水分摂取訓練**：スプーン、コップからの摂取訓練。増粘食品の利用

水分摂取は食物摂取よりも難しいので、定型発達児でも一口飲みができるようになるのは、離乳食中期の頃（生後7~8カ月）です。以下の段階で行うと良いでしょう。

Step 1：スプーンで一口飲みの練習（トロミ付与→トロミなし）。

注意点；上唇が液体に接触するようにします**(図59)**。

Step 2：コップで一口飲みの練習（トロミ付与→トロミなし）**(図60)**。

注意点；上唇を液体に接触させたところで傾きを止め、口角いっぱいにコップをくわえないようにコップを引きます。また、ダウン症の方にみられるのは、コップの下に舌が入るので入らないように注意しましょう**(図61a)**。

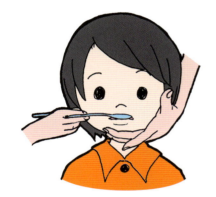
スプーンを横向きにして下唇にのせる

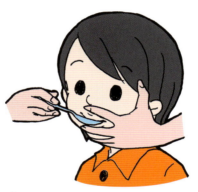
上唇を下ろして水面に触れさせる

図59 スプーンによる水分摂取訓練の実際

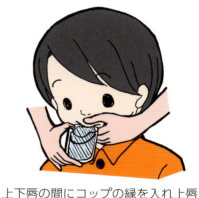
上下唇の間にコップの縁を入れ上唇を濡らしながら飲ませる

図60 コップによる水分摂取訓練

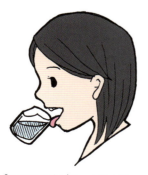
a. コップの下に舌が入っている

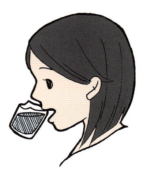
b. 下唇の上にコップがのっていない

c. 上唇が水面に触れていない

（金子芳洋：食べる機能の障害、153頁、医歯薬出版、1987を改変）

図61 誤ったコップの使用例

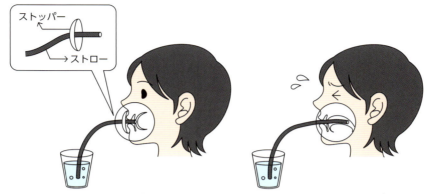

a. 正しい：口唇と歯の間　　b. 誤り：奥に入れ過ぎ

（金子芳洋：食べる機能の障害、126頁、医歯薬出版、1987を改変）

図62　ストローの使い方

Step 3：コップでの連続飲みの練習（トロミ付与→トロミなし）。

Step 4：ストローでの練習 **(図62)**

4-1：ストローの吸い口を指の腹で塞ぎ、液体を先端に貯留させ、口唇の間に挿入し、指を離します。

4-2：ストローを挿入した紙パックを手指で圧迫して、液体を口腔内に入れ、徐々に自力で吸わせます。

4-3：コップに入れた液体をストローで吸わせます。

注意点：舌の奥だけ使い前方を使わないと、発音障害や丸飲みを生じることがあります。ストローの先端部の位置は、口唇と歯の間がちょうど良いです **(図62a)**。奥に入れ過ぎると乳児用嚥下（吸啜動作）を誘発する可能性がありますので、ストッパーなどを付けてストローを口の奥まで入れ過ぎないよう注意しましょう **(図62b)**。

⑤ **自食訓練**：口と手の協調訓練（食具食べ訓練）

　手づかみ食べや食具食べは、目と手と口の協調運動で行われています。脳性麻痺などで協調運動に障害があったり、脳卒中などにより手が麻痺や拘縮のため食具が上手く持てなかったり、微細運動が困難な場合には、自食訓練を行います。

スプーン、フォークなどは、発達に合わせパームグリップ（掌握状）からフィンガーグリップ（手指状）と調節していき、最終的にはペングリップ（執筆状）へと移行させます**(図63)**。また、握力が弱い場合には、柄を太くしたり、装具を付けたりし、口の中央から食具が入れられない場合には、食具を改良（スプーンやフォークの柄を曲げたり）して使用すると良いでしょう。

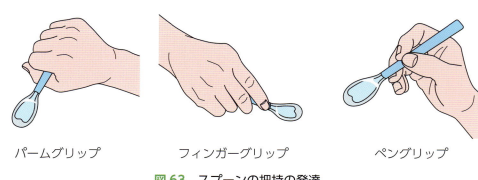

パームグリップ　　　　　フィンガーグリップ　　　　　ペングリップ

図63　スプーンの把持の発達

参考文献

1）長田　豊：障害のある方の歯とお口のガイドブック，デンタルダイヤモンド社，東京，2014．
2）長田　豊，栗山拓代：摂食・嚥下障害者のための訓練用コップについて，日本障害者歯科学会誌，20：315-319，1999．
3）日本障害者学会編：スペシャルニーズ デンティストリー 障害者歯科，医歯薬出版，東京，2009．
4）渡辺達夫：知的障害者のための歯科診療，松本歯科大学出版，長野，1997．
5）緒方克也，柿木保明編：障害者歯科学，永末書店，京都，2014．
6）金子芳洋編：食べる機能の障害，医歯薬出版，東京，1987．
7）向井美惠編：食べる機能をうながす食事，医歯薬出版，東京，1994．
8）田角　勝，向井美惠編：小児の摂食・嚥下リハビリテーション，医歯薬出版，東京，2006．

付録 障害者歯科の専門機関と連携について

地域には、障害児・者を受け入れてくださる一般の歯科医院（一次医療機関）や専門的な医療機関（行政や歯科医師会が運営している口腔保健センターや障害者歯科センターなどの二次医療機関、総合病院や大学病院などの三次医療機関）があります。詳しくは地域の行政や歯科医師会に聞かれると良いと思います（**表2**）。

例えば、専門機関で全身麻酔下での治療後に地域の一次医療機関で定期健診を行うなど、各医療機関が互いに連携することが、障がいを持つ方の歯科治療では必要です（**図64**）。

また、日本障害者歯科学会という団体があり、障害者歯科治療専門の先生（学会の認定医）が各地域におりますので、学会のホームページから調べてみてください。

http://www.kokuhoken.or.jp/jsdh-hp/html/

表2　障害者歯科医療体制

医療体制	医療機関	対象と内容
三次医療	総合病院歯科　大学附属病院	・一次、二次医療機関からの紹介患者　・重度障害が中心 ・歯科治療、行動調整、医学的管理が極めて困難な患者 ・全身麻酔下治療　・入院を必要とする患者
二次医療	口腔保健センター　障害者歯科センター　施設内歯科	・一次医療機関からの紹介患者　・中等度障害が中心 ・歯科治療、行動調整、医学的管理が比較的困難な患者 ・入院には対応していない（静脈内鎮静法下、全身麻酔下治療） ・離島、へき地への巡回診療
一次医療	個人診療所　（かかりつけ歯科医）	・軽度障害が中心　・医学的リスクの低い患者 ・歯科相談、高次医療機関への紹介　・定期検診、口腔保健指導 ・比較的簡単な処置　・在宅、施設入所者への訪問診療

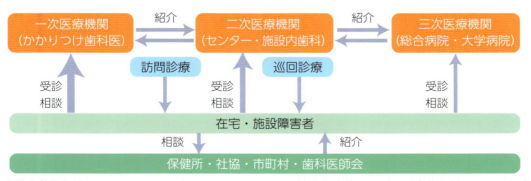

（日本障害者学会編：スペシャルニーズ　デンティストリー　障害者歯科、26頁、医歯薬出版、2009より改変）

図64　障害者歯科医療連携

著者プロフィール

長田　豊（歯科医師）：Ⅰ章～Ⅲ章，Ⅴ～Ⅶ章、付録の執筆
1979 年　　神奈川歯科大学卒業
1983 年　　東京医科歯科大学大学院歯学研究科修了．歯学博士
1983 年　　東京医科歯科大学歯学部助手
1986 年　　長崎大学歯学部附属病院講師
1997 年　　長崎県口腔保健センター医長
2000 年　　長崎県口腔保健センター診療部長
　　　　　　現在に至る
専門：障害者歯科（認定医・指導医）、歯周病（専門医・指導医）

長田　侑子（歯科衛生士）：Ⅳ章の執筆およびイラスト
2008 年　　鶴見大学短期大学部　歯科衛生科卒業
　　　　　　東京，長崎の開業医を経て
2014 年～　長崎大学病院　歯科衛生士
　　　　　　現在に至る

歯医者に聞きたい 障がいのある方の歯と口の問題と対応法

2015年2月20日　第1版・第1刷発行

著　　長田 豊・長田 侑子
発行　一般財団法人　口腔保健協会
〒170-003　東京都豊島区駒込1-43-9
振替 00130-6-9297　Tel. 03-3947-8301㈹
Fax. 03-3947-8073
http://www.kokuhoken.or.jp

乱丁，落丁の際はお取り替えいたします．
©Yutaka Osada, et al, 2015. Printed in Japan ［検印廃止］
印刷・製本／歩プロセス
ISBN978-4-89605-306-7 C3047

本書の内容を無断で複写・複製・転写すると，著作権・出版権の侵害となる事がありますのでご注意ください．

JCOPY 〈（一社）出版者著作権管理機構　委託出版物〉
本書の無断複写は著作権法上での例外を除き禁じられています．複写される場合は，そのつど事前に，（一社）出版者著作権管理機構（電話03-3513-6969, FAX 03-3513-6979, e-mail：info@jcopy.or.jp）の許諾を得てください．